ABHANDLUNGEN DER DEUTSCHEN AKADEMIE
DER WISSENSCHAFTEN ZU BERLIN

Klasse für Medizin

Jahrgang 1962 Nr. 3

G. MOHNIKE

Die perorale Behandlung des Diabetes mellitus mit Sulfonylharnstoffderivaten

H. G. LIPPMANN

Zur peroralen Behandlung des Diabetes mellitus mit Guanidin-Derivaten

Mit 36 Abbildungen, davon 4 auf 2 Kunstdrucktafeln

AKADEMIE-VERLAG · BERLIN
1963

Vorgetragen in der Klassensitzung vom 1. März 1962

Zum Druck genehmigt am gleichen Tage, ausgegeben am 5. 1. 1963

Erschienen im Akademie-Verlag GmbH, Berlin W 8, Leipziger Straße 3—4

Lizenznummer: 202 · 100/402/63
Gesamtherstellung: Druckhaus „Maxim Gorki“, Altenburg
Bestellnummer: 2001/62/IV/3 · ES 17 C 3, 17 F 4 · Preis DM 6,60

Inhaltsverzeichnis

Aus dem Institut für Diabetes — Forschung und Behandlung — „Gerhardt Katsch", Karlsburg, Krs. Greifswald
Direktor: Prof. Dr. med. G. Mohnike

Die perorale Behandlung des Diabetes mellitus mit Sulfonylharnstoffderivaten[1]

Von G. Mohnike

Die oralen Antidiabetica (Abb. 1) umfassen verschiedene Gruppen. Die blutzuckersenkende Wirkung des Guanidins ist seit Watanabe bekannt. Durch Frank u. Mitarb. wurde das Deka- bzw. Dodeka-Methylen-Biguanidin in die Therapie eingeführt, später jedoch wieder verlassen. Erst in den letzten Jahren wurden erneute Versuche mit den sogenannten Biguaniden gemacht. Herr Lippmann wird hierüber berichten.

Das 1941 durch von Kennel und Kimmig entwickelte Isopropylthiodiazol wurde 1942 durch Janbon zufällig als blutzuckersenkend entdeckt. Loubatières führte grundlegende Experimente durch und klärte den Wirkungsmechanismus weitgehend auf. 1949 wurden gewisse Harnstoffderivate in der Firma Heyden, Radebeul, entwickelt. Der blutzuckersenkende Effekt wurde erkannt, jedoch nicht systematisch weiter untersucht. 1954/55 wurde in der Firma Boehringer der N-Sulfanilyl-N'-Butylharnstoff (BZ 55) und bei der Firma Hoechst die Substanz mit Substitution der Aminogruppe durch eine Methylgruppe (D 860) entdeckt. Franke berichtete im Oktober 1955 als erster über die blutzuckersenkende Wirkung von BZ 55 bei Diabetikern. Weitere Mitteilungen von Bertram, Stötter u. a. wurden 1955 auf dem Verdauungskongreß mitgeteilt. Seit dieser Zeit ist die Literatur über die betreffenden Substanzen außerordentlich groß geworden (Literaturzusammenstellung bei Creutzfeldt sowie Haller u. Strauzenberg), ohne daß sämtliche Fragen bis heute befriedigend geklärt wurden. Ich will mich in der vorliegenden Mitteilung bevorzugt auf eigene Untersuchungen stützen.

Sehr auffällig war schon für die ersten Untersucher die Beziehung zum somatischen Typ sowie zum Manifestationsalter des Diabetes. Abbildung 2 zeigt, daß durchgehend höhergewichtige Diabetiker besser einstellbar sind als normal- und untergewichtige, sowie daß eine positive Beziehung zwischen Manifestationsalter des Diabetikers (sprunghaftes Ansteigen um das 30. Lebensjahr) und der Einstellbarkeit auf D 860 vorliegt.

Des weiteren wurde schon sehr früh erkannt, daß gleichzeitig eine negative Beziehung zu der vor Umstellung auf D 860 benötigten Insulindosis (Abb. 3) — ebenfalls wiederum mit Differenzen je nach dem Körpergewicht der Patienten — besteht.

Bei etwa 20 E Insulin beginnt die Einstellbarkeit übergewichtigter Patienten deutlich nachzulassen, bei etwa 10 E Insulin die Einstellbarkeit untergewichtiger. Abbildung 4 zeigt gleichzeitig die Beeinflussung der Einstellbarkeit durch das Manifestationsalter und die vor Umstellung benötigte Insulindosierung.

Rechnerisch erweisen sich auch das Lebensalter und die Diabetesdauer als die Erfolgsquote der Einstellbarkeit auf D 860 beeinflussende Umstände. Jedoch läßt sich ein selbständiger Charakter dieser Merkmale nicht nachweisen. Die Dauer der Insulinierung ist ebenfalls ein Faktor, welcher die Erfolgsaussicht der Umstellung auf D 860 beeinflußt, jedoch nur ein schwacher selbständiger.

---

[1] Vortrag vor der Klasse für Medizin der Deutschen Akademie der Wissenschaften zu Berlin am 1. März 1962.

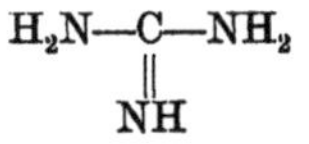

Guanidin

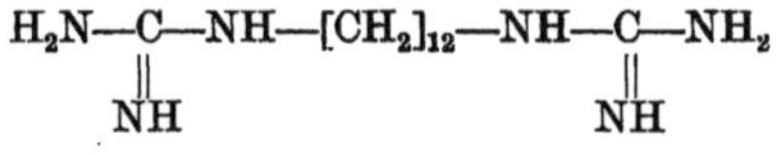

Dodekamethylen-biguanidin

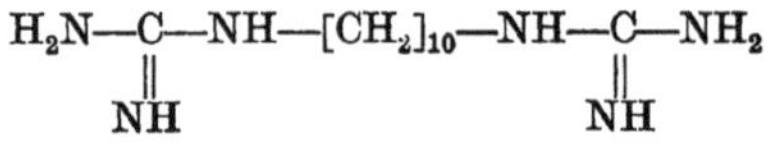

Dekamethylen-biguanidin

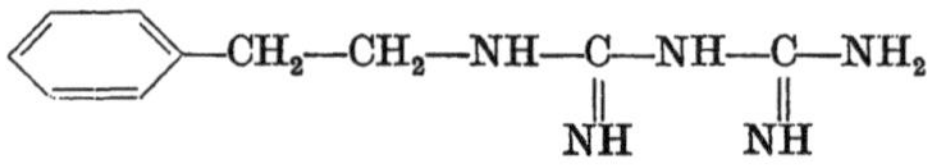

Phenyl-äthyl-biguanid

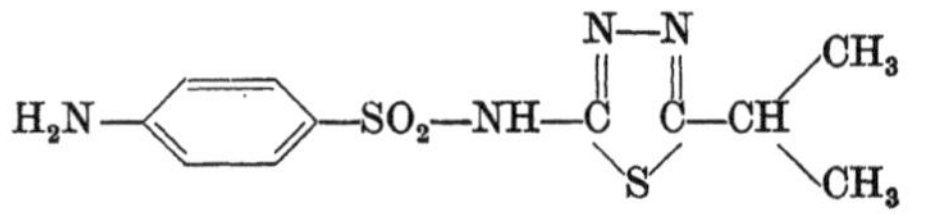

2-[p-Aminobenzolsulfamid]-5-isopropyl-thiodiazol

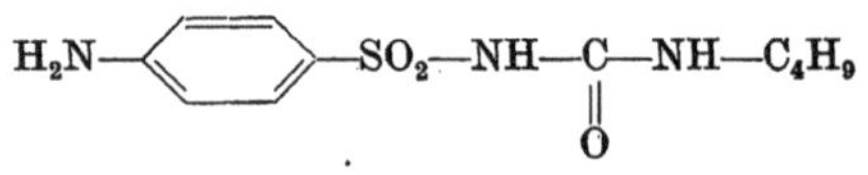

N-Sulfanilyl-N'-butyl-harnstoff

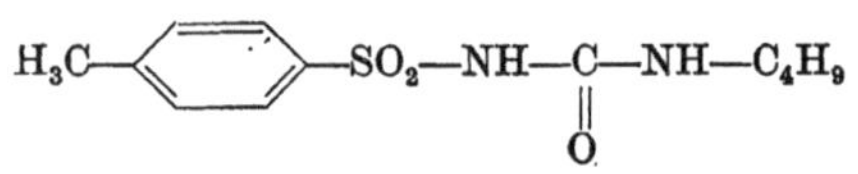

N-[4-Methyl-benzol-sulfonyl]-N'-butyl-harnstoff

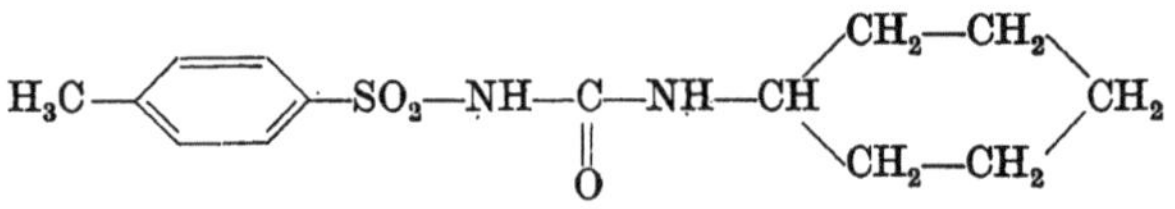

N-[4-Methyl-benzolsulfonyl]-N'-cyclohexyl-harnstoff

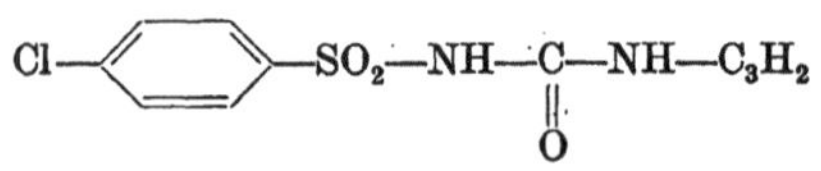

N-[4-Chlor-benzolsulfonyl]-N'-propyl-harnstoff

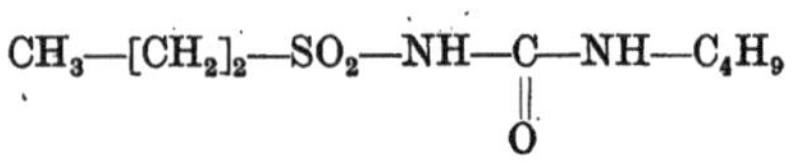

Propyl-sulfonyl-butyl-carbamid

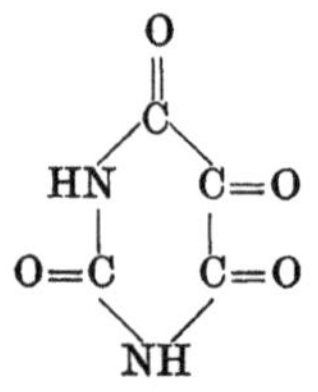

Alloxan

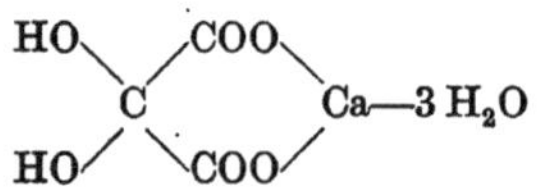

Dioxy-calcium-malonat
(Ca-mesoxalat)

Abb. 1

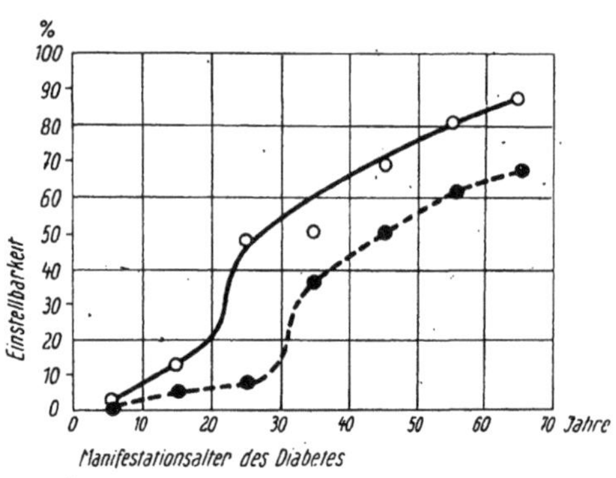

Abb. 2

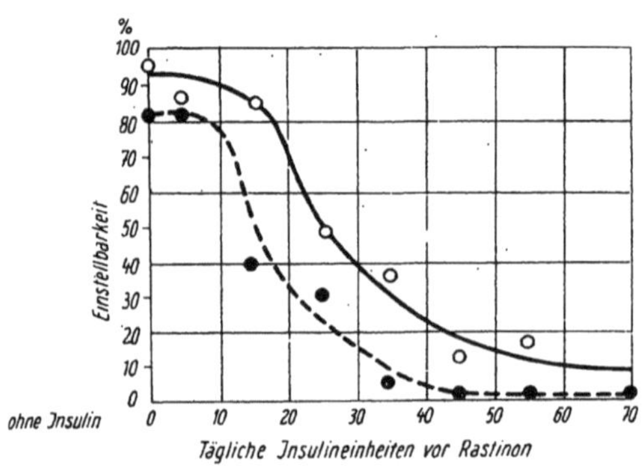

Abb. 3

Wir bemühen uns, das klinische Syndrom des Diabetes mellitus möglichst zu differenzieren und nach formes frustes großer innersekretorischer Syndrome zu suchen. Teilen wir die Patienten unter diesen Gesichtspunkten ein (Abb. 5), dann finden wir in Übereinstimmung mit dem über das Körpergewicht Gesagten, daß die höchste positive Einstellungsquote bei Diabetikern des fetten, sthenischen Habitus bis zum Cushing-Typ vorliegt.

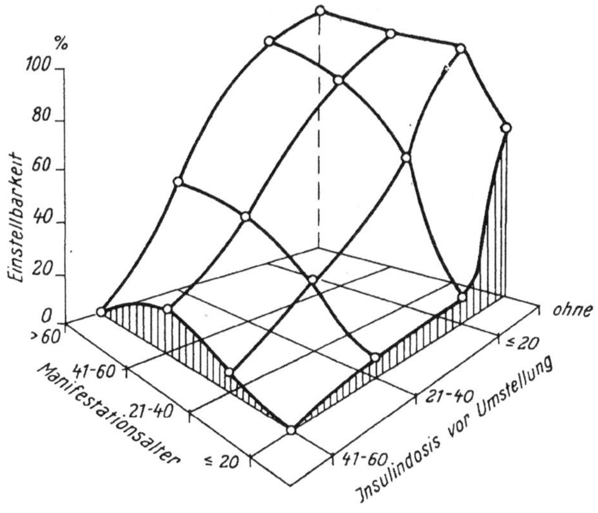

Abb. 4

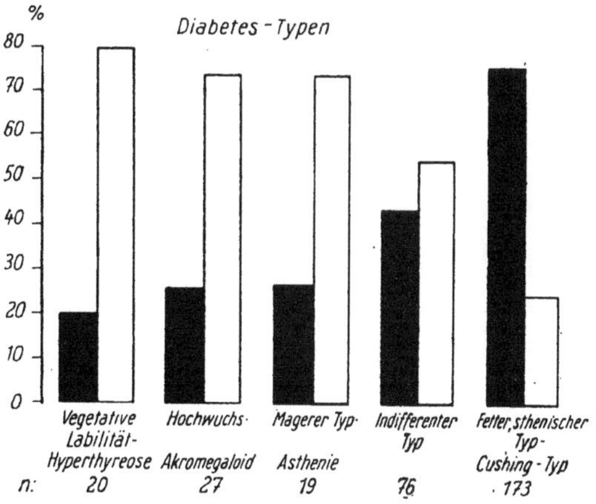

Abb. 5

Das oben Besprochene wird noch deutlicher, wenn getrennt für übergewichtige und normal- bzw. untergewichtige Diabetiker die Regressionskoeffizienten (Abb. 6) der Einstellbarkeit errechnet werden für den Insulinbedarf, die Dauer der Insulinierung und das Manifestations-

Regressionskoeffizienten der Einstellbarkeit auf D 860	Übergewichtige Diabetiker	Normal- u. untergewichtige Diabetiker
Insulinbedarf (allein)	−1,25	−1,05
Insulindosis (bei gleichzeitiger Berücksichtigung von Dauer der Insulierung u. Manifestationsalter des Diabetes)	−0,99	−0,76
Dauer der Insulinierung (allein)	−1,00	−1,00
Dauer der Insulinierung (bei gleichzeitiger Berücksichtigung von Insulinbedarf u. Manifestationsalter des Diabetes)	−0,20	−0,32
Manifestationsalter des Diabetes (allein)	+1,02	+0,82
Manifestationsalter des Diabetes (bei gleichzeitiger Berücksichtigung des Insulinbedarfs und Dauer der Insulinierung)	+0,73	+0,50

Abb. 6

alter des Diabetes einerseits, sowie für die Beeinträchtigung der Regressionskoeffizienten für die drei erwähnten Merkmale andererseits, wenn jeweils die beiden anderen Merkmale mit einkalkuliert werden. Die deutlichste Einbuße erleidet — in Übereinstimmung mit dem oben Erwähnten — der Regressionskoeffizient für die Dauer der Insulinierung.

Unsere klinischen Erfahrungen, welche eben kurz dargestellt wurden, demonstrierten, daß einerseits nur leichtere Diabetesfälle einer erfolgreichen oralen Behandlung zugänglich sind und daß andererseits eine absolute Identität im Wirkungsmechanismus zwischen Insulin und den blutzuckersenkenden Harnstoffderivaten nicht vorliegen kann.

Wenn bei Diabetikern, welche erfolgreich auf Harnstoffderivate einstellbar sind, Insulinbelastungen vor der Umstellung und unter D 860 durchgeführt werden, findet man, daß bei sonst identischem Kurvenverlauf keine Veränderung der Insulinbelastung unter D 860 eintritt (Abb. 7), was gegen eine Verstärkung oder irgendwie geartete Änderung des Effekts von körpereigenem oder Fremdinsulin spricht.

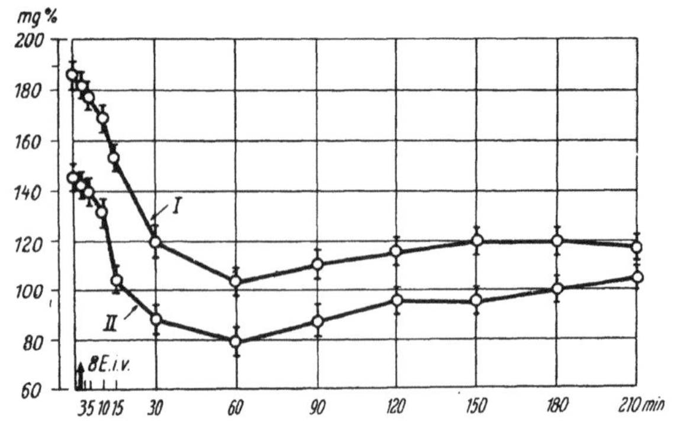

Abb. 7

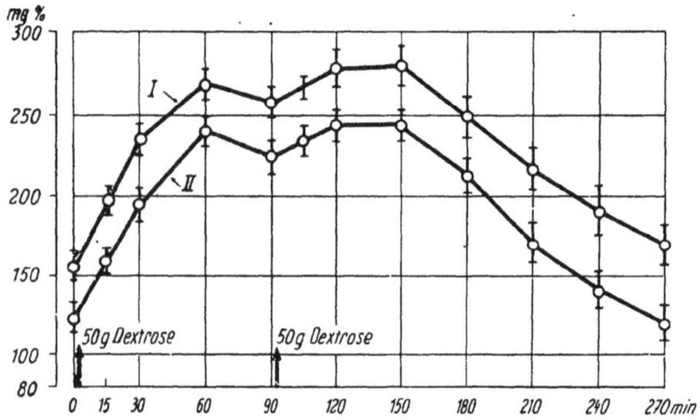

Abb. 8

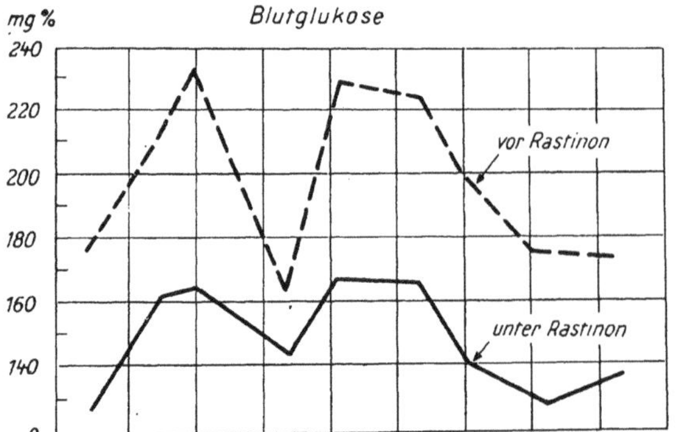

Abb. 9

Noch wichtiger waren uns fraktionierte Traubenzuckerbelastungen nach Staub und Traugott (Abb. 8), welche unter Dextrose — wenn auch auf niedrigeres Niveau verschoben — grundsätzlich den gleichen Kurvenverlauf boten als vor D 860. Hieraus war zu schließen, daß weder eine unmittelbare insulinähnliche Wirkung den Substanzen zukommt, noch, daß diese das Inselorgan des Diabetikers in einem dem Organ des Gesunden entsprechenden Zustand verändern.

Ganz Ähnliches ergab sich, wenn vor und nach erfolgreicher Einstellung auf D 860 Blutzuckertagesprofile (Abb. 9) gewonnen wurden. Die Blutzuckerwerte lagen auch hier durchgehend auf niedrigerem Niveau; alimentär bedingte Blutzuckersteigerungen prägten sich jedoch in ähnlicher Weise aus wie vor Einsatz des Medikamentes.

Charakteristisch für einen Insulineffekt ist nicht nur das Absinken des Blutzuckers, sondern auch die Verminderung von Alpha-Aminostickstoff, Kalium und Phosphat. Diese drei Werte verminderten sich bei Diabetikern und Stoffwechselgesunden (Abb. 10 zeigt nur die Veränderungen für Alpha-Aminostickstoff) in ähnlicher Weise, wie unter Insulin beobachtet.

Die klinischen Untersuchungen ergaben zusammengefaßt, daß bei positiv reagierenden Fällen der Effekt der Harnstoffderivate in gewissem Umfange insulinähnlich sei, daß es jedoch gewisse Differenzen gegenüber der Insulinwirkung gäbe, abgesehen von dem

Tatbestand, daß die erwähnten positiven Effekte nur in einer umschriebenen Krankengruppe gesehen wurden.

BZ 55 ist gegen eine ganze Gruppe gram-positiver und gram-negativer Keime bakteriostatisch wirksam; D 860 fehlt — verbunden mit dem Verlust des Sulfonamidcharakters — jeder verwertbare bakteriostatische Effekt. Unter BZ 55 kommt es zum Auftreten bzw. zum Überwuchern sulfonamidresistenter Keime, jedoch sollte dies klinisch keineswegs überschätzt werden.

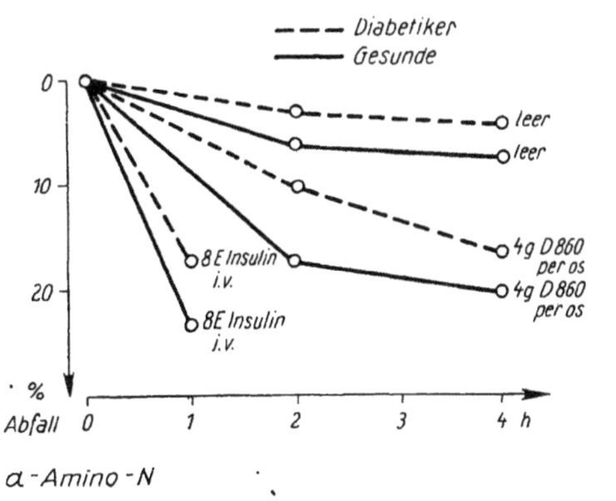

Abb. 10

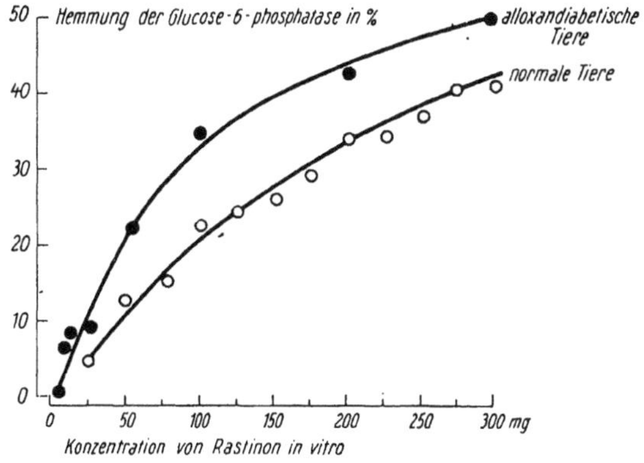

Abb. 11

In einer großen Anzahl von Versuchen wurde nach Seiteneffekten in bezug auf das Blut bzw. das hämopoetische System, die Leber und die Nieren gefahndet. Es ergab sich kein Anhalt für Schädigungen durch BZ 55 bzw. D 860. Allergische Erscheinungen sind natürlich möglich. Sie wurden nach BZ 55 in etwa 3%, nach D 860 in etwa 0,3% der Fälle festgestellt. Dieses sowie der fehlende bakteriostatische Effekt lassen uns klinisch das D 860 bevorzugen.

Wir vermuteten zuerst den Wirkungsmechanismus der betreffenden Präparate in einer Beeinflussung fermentativer Systeme der Leber. Neben einer Anreicherung an Leberglykogen war es für uns vor allem die dosisabhängige Inhibierung der Glukose-6-Phosphatase der Leber, welche uns in dieser Hinsicht zu bestätigen schien (Abb. 11). Wir untersuchten auch Fermente der Muskulatur und der Kartoffel. Vor allem war es Wallenfels, der eine Beeinflussung einer ganzen Reihe pyridinnukleotidabhängiger Leberfermente demonstrierte.

Herr von Issekutz führte seinerzeit in Greifswald Leberperfusionsversuche bei Hunden durch (Abb. 12). Es zeigte sich dabei, daß es entsprechend der Verminderung der Blutglukose zu einer gesteigerten Aufnahme

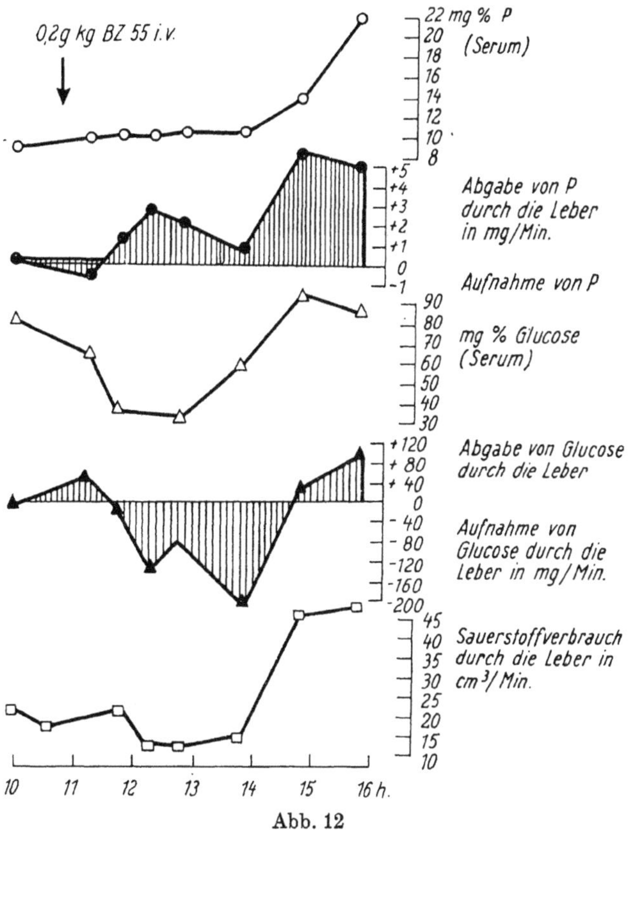

Abb. 12

von Zucker bzw. vermehrter Retention desselben in der Leber kam, während das Organ alsbald anorganisches Phosphat abgab.

Wenn sich also gewisse Effekte in bezug auf den Leberstoffwechsel in vitro wie auch beim Gesamttier ablesen lassen, so dürfen zwei gesicherte experimentelle Tatbestände keinesfalls übersehen werden:

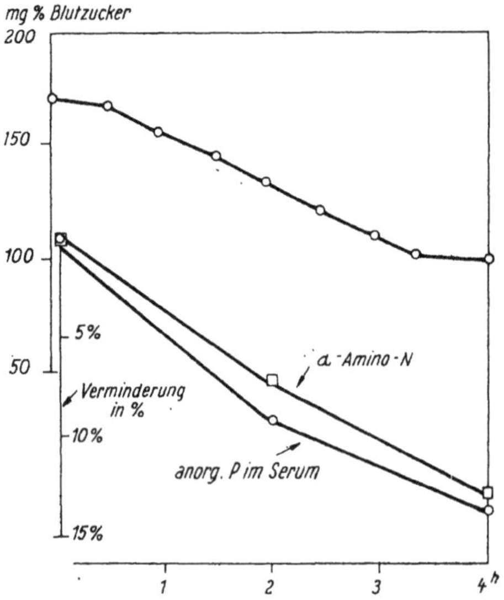

Abb. 13

1. Auch beim leberlosen Tier vermögen die Harnstoffderivate blutzuckersenkend zu wirken;
2. beim pankreaslosen Tier entbehren sie jeden Effektes, wie auch wir feststellen konnten.

Am intakten Hund bewirken die Harnstoffderivate neben einer Senkung des Blutzuckers auch eine Verminderung der übrigen insulinbeeinflußbaren Werte: Alpha-Aminostickstoff, Kalium und anorganisches Phosphat (Abb. 13); jedoch ist die Beeinflussung des anorganischen Phosphates nicht so konstant und meist auch nicht so ausgeprägt wie unter Insulin bzw. beim Menschen. Die Frage war zu klären, ob sich beim pankreaslosen Tier nicht doch eine Beeinflussung der Wirkung von Fremdinsulin durch die Harnstoffderivate fände (Abb. 14). Dieses ergab sich für die Blutzuckerwirkung des Pankreashormons, woraus zu schließen ist, daß die Wirkung der Medikamente nicht obligatorisch an die Anwesenheit des Inselorgans gebunden ist. Dieser Effekt wurde inzwischen durch Houssay [4] bestätigt. Andererseits erscheint die Insulinwirkung auf das anorganische Phosphat bei Zugabe von Harnstoffderivaten abgeschwächt. Vorwiegend durch Bänder, Pfeiffer u. Mitarbeiter aus unserem Arbeitskreis wurde schon vor Jahren gesichert, daß die Harnstoff-

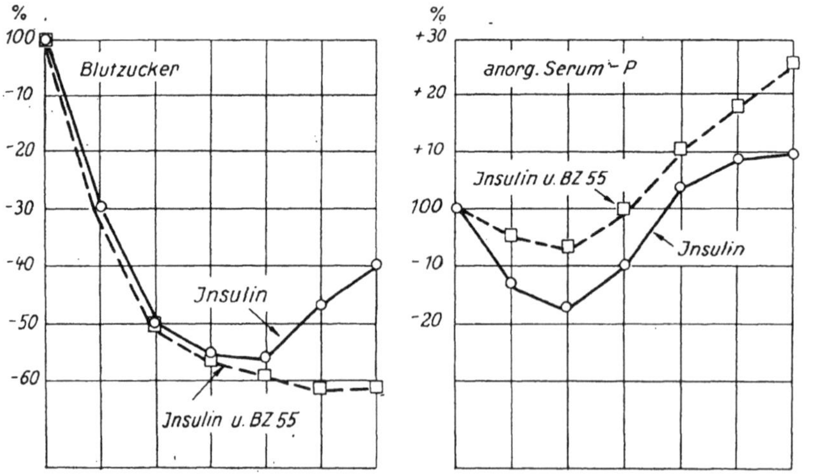

Abb. 14

derivate einen Angriff am Inselorgan haben. Das Rattenpankreas (unvorbehandeltes Tier, Abb. 19) zeigt zwei Stunden nach D 860 (Abb. 20) einen deutlichen Granula-Verlust, das gleiche zeigt das Kälberpankreas (Leerpräparat, Abb. 21), drei Stunden nach D 860 weitgehender Verlust der Granula (Abb. 22). Die Untersucher konnten nachweisen, daß gleichzeitig der

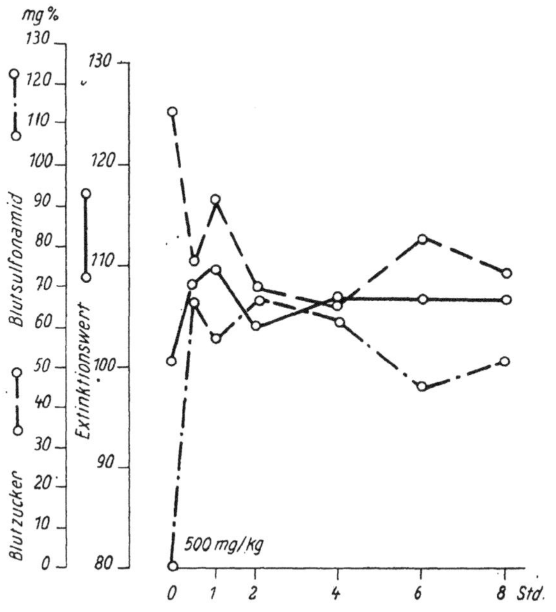

Abb. 15

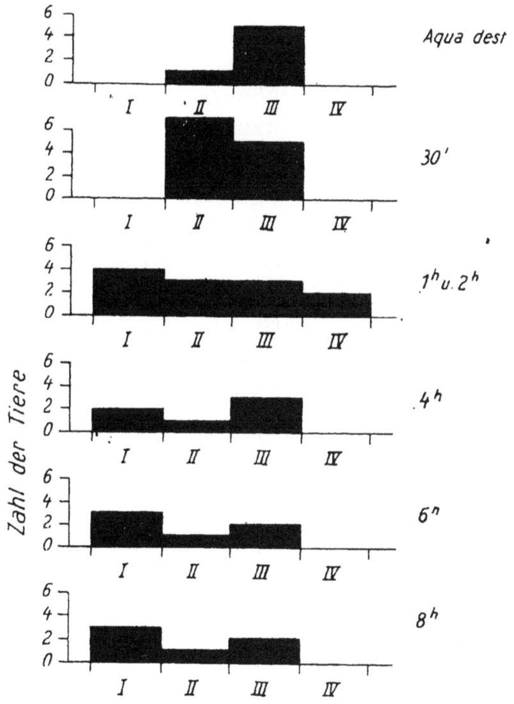

Abb. 16

	Guanidingruppe	Harnstoffgruppe
	$H_2N-C(=NH)-NH-[CH_2]_{10(12)}-NH-C(=NH)-NH_2$ Deka-(Dodeka-) methylen-biguanidin [Synthalin]	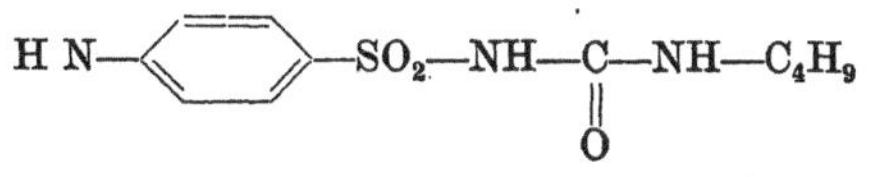 N-Sulfanilyl-N'-butyl-harnstoff [BZ 55]
	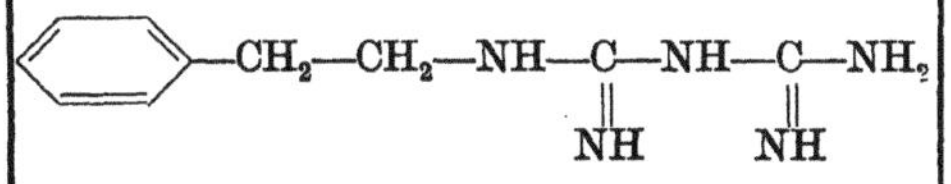 Phenyl-äthyl-biguanid [DBJ]	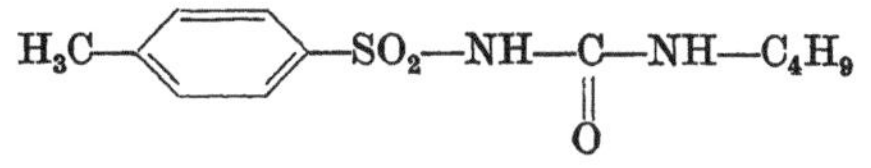 N-[4-Methyl-benzolsulfonyl]-N'-butyl-harnstoff [D 860]
Blutzucker-senkung bei:	„Insulinmangel-Diabetes" + „Gegenregulations-Diabetes"	„Gegenregulations-Diabetes"
Gesamtwirkung	Vorwiegend Insulin-unähnlich	Vorwiegend Insulin-ähnlich
Dosisabhängigkeit der Wirkung	∅	∅
Erhaltungsdosis	50—150 mg/die	0,5 g/die [BZ 55] 1,0 g/die [D 860]
Unerwünschte Nebeneffekte	ca. 60%	ca. 3% [BZ 55], ca. 0,4% [D 860]

Abb. 17

Pankreasgehalt an extrahierbarem Insulin auf etwa ein Sechstel zurückgegangen ist und daß es zu einem deutlichen Ansteigen der insulinähnlichen Aktivität im strömenden Blut gekommen ist.

Wir haben im Rahmen einer anderen Fragestellung uns mit den Veränderungen am Inselorgan der weißen Maus unter experimenteller Blutdextrosesteigerung beschäftigt. Werden in der gleichen Versuchsanordnung 500 mg pro kg BZ 55 injiziert, so finden wir neben einer mäßigen Senkung des Blutzuckers nur eine geringfügige Verminderung der nach Gomori anfärbbaren Granula (Steigerung der photometrisch meßbaren Extinktion), während der Blutsulfonamidspiegel deutlich hoch liegt (Abb. 15).

Werden gleichzeitig die Zinkgranula mit Dithizon angefärbt (Abb. 16; maximale Färbung = IV, fehlende Färbung = I), finden wir durchgehend für die ganze Versuchsdauer eine Abschwächung bzw. einen Verlust der Zinkanfärbbarkeit. Aus unseren Zuckerversuchen schließen wir, daß die *Gomori*-Granula sehr wahrscheinlich mit mobilisierbarem Insulin in den B-Zellen identisch sind, dabei Ausdruck der Resultante zwischen Neubildung und Abgabe an den Gesamtorganismus, während die nach Hyperglykämie verspätet reagierenden Zinkgranula unserer Meinung nach färberischer Ausdruck von fermentativen, mit der Insulinbildung zusammenhängenden intrazellulären Apparaten sein dürften.

Noch ein Wort zur Klinik (Abb. 17). Während die Guanidinpräparate auch beim Insulinmangeldiabetes in gewissem Umfange wirken können, werden die Harnstoffderivate nur beim

Diabetestypen	Insulinmangeldiabetes [growth onset diabetes]	Gegenregulationsdiabetes [maturity onset diabetes]
Bevorzugtes Manifestationsalter	Kindheit, Jugend	Jenseits des 45. Lebensjahres
Geschlechtsrelation	♂ = ♀	♂ < ♀
Typisches Körpergewicht	erniedrigt bis normal	erhöht bis Fettsucht
Diabetes-Symptome, wenn unbehandelt	+ + +	∅ bis +
Eigeninsulinproduktion bzw. Insulingehalt des Pankreas	stark vermindert	wenig vermindert
Tendenz der KH-Stoffwechselstörung	labil	stabil
Komagefahr	+ + +	+
Therapeutica neben Diät und Muskelarbeit	nur Insulin	Insulin oder blutzuckersenkende Harnstoffderivate
Ansprechbarkeit gegenüber Fremdinsulin	normal bis gesteigert	vermindert bis normal
Hypoglykämiegefahr	+ bis + + +	∅ bis +
Wirksamkeit blutzuckersenkender Harnstoffderivate	∅	(+) bis + + +
Neigung zu Mikroangiopathie (Retinopathie, Nephropathie) bei längerer Diabetesdauer	+ + +	+ bis + +
Neigung zu Hypertension und Atheromatose	erst sehr spät	früh; u. U. prodromal

Abb. 18

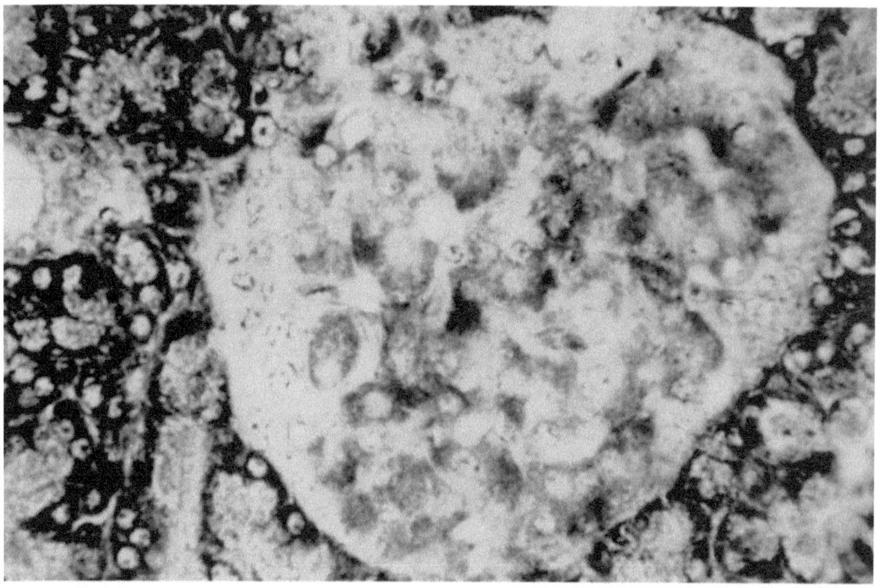

Abb. 19

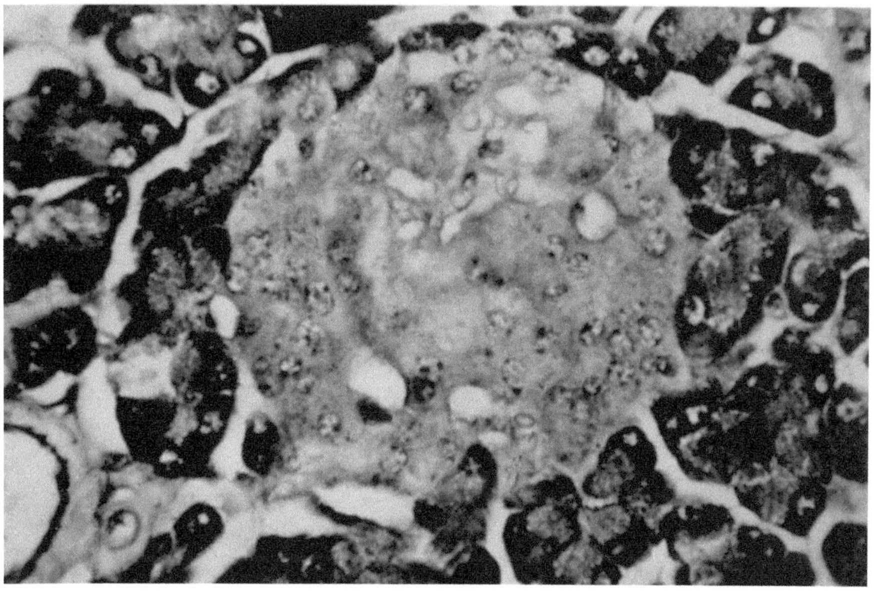

Abb. 20

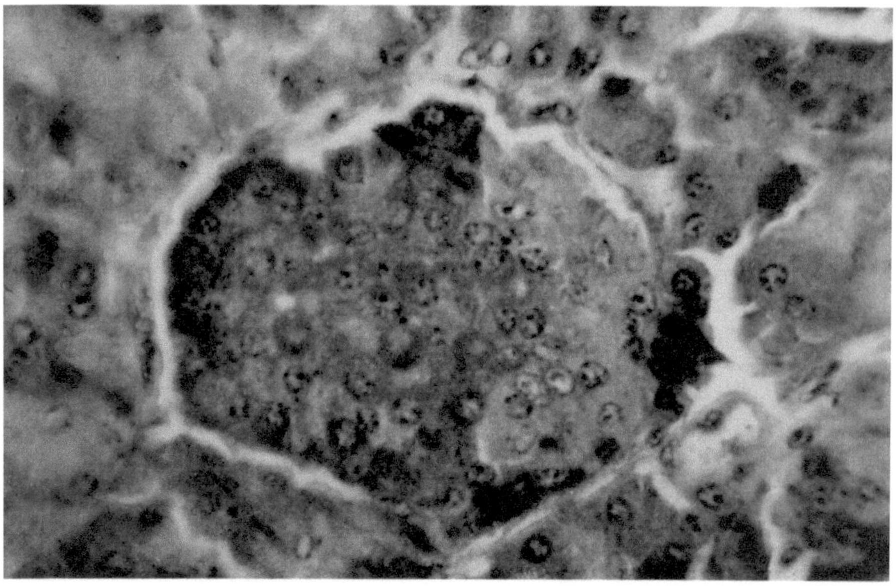

Abb. 21

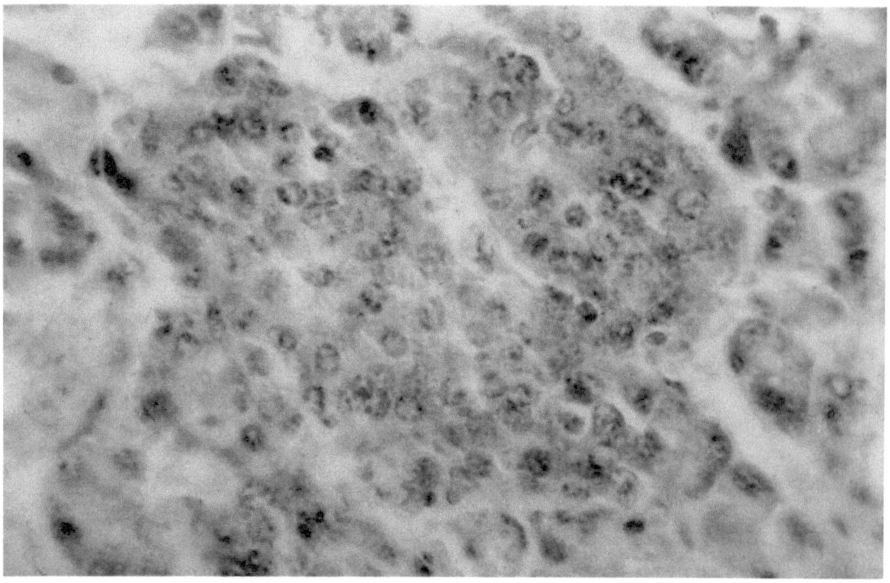

Abb. 22

sogenannten Gegenregulationsdiabetes bzw. dem maturity onset diabetes effektiv. Der Stoffwechseleffekt der Guanidinderivate, worauf Herr LIPPMANN noch eingehen wird, ist vorwiegend insulinunähnlich, der der Harnstoffderivate vorwiegend insulinähnlich.

Abb. 18 bringt eine Synopsis der wesentlichsten Charakteristika der beiden Diabetesgruppen, des Insulinmangeldiabetes (growth onset diabetes) und des Gegenregulationsdiabetes (maturity onset diabetes). Wichtig ist, daß die erste Gruppe wenig oder kein extrahierbares Insulin im Pankreas aufweist, was bei der zweiten der Fall ist.

Bisher sind praktisch nur die Harnstoffderivate in die Therapie eingeführt worden. Bei der Benutzung der Guanidinderivate ist nach dem jetzigen Stand unserer Kenntnisse noch größte Zurückhaltung am Platze. Abb. 23 zeigt die Verteilung der drei jetzt zur Verfügung stehenden therapeutischen Wege (Diät allein; Diät + blutzuckersenkende Harnstoffderivate; Diät + Insulin) auf die gesamte diabetische Bevölkerung der DDR. Die Abbildung zeigt, daß die wesentlichste Domäne der beiden ersten Behandlungsmethoden nur in höheren Altersklassen zu suchen ist.

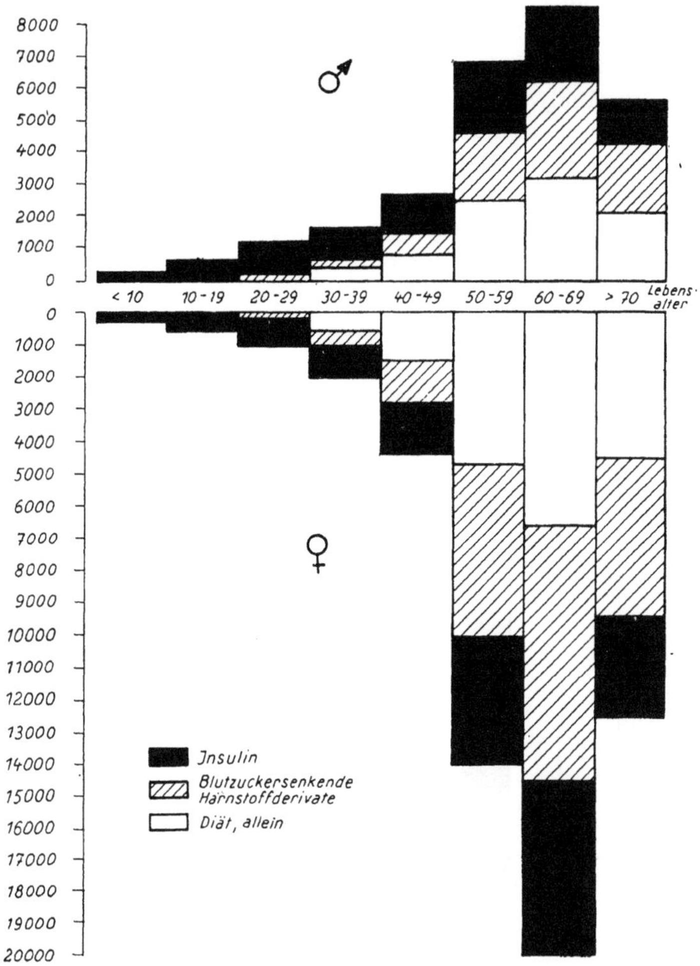

Abb. 23

Der Wirkungsmechanismus der blutzuckersenkenden Harnstoffderivate ist noch nicht völlig geklärt. Beim heutigen Stand der Dinge muß man als wesentlichsten Effekt eine Beeinflussung der B-Zellen des Inselorgans und als gegebenenfalls auxiliären eine gleichzeitige Wirkung auf extrapankreatische Fermentmechanismen (vorwiegend der Leber) annehmen. Es ergibt sich kein Hinweis dafür, daß die Harnstoffderivate in bezug auf die B-Zellen identisch wie der physiologische Stimulus, der Blutzucker, wirken. Sonst wäre eine Effektivität bei Diabetikern auch nicht anzunehmen. Es wäre auch nicht erklärlich, daß die Präparate die Insulinmobilisation aus Inseladenomen stimulieren, welche bekanntlich ganz unabhängig vom Glykämieniveau ihr Insulin produzieren. Ebenfalls unwahrscheinlich ist, daß die Harnstoffderivate die Sensibilität des Langerhansschen Organs gegenüber dem Blutzucker steigern. Bei den vorliegenden Befunden, einschließlich der oben kurz skizzierten, bleibt m. E. keine andere Deutung, als daß die Harnstoffderivate unabhängig von dem physiologischen Reiz der Butdextrose das Inselorgan stimulieren, vielleicht mit bevorzugtem Eingriff am fermentativen insulinbereitenden Apparat.

Die Hypothese, daß die Harnstoffderivate über eine Hemmung der Insulinase wirksam werden, bedarf noch der Stütze. Erwiesenermaßen insulinasehemmende Substanzen sind keinesfalls obligatorisch blutzuckersenkend. Es ist auch kein sicherer Beweis dafür erbracht, daß die

Harnstoffderivate Beziehungen mit dem Insulinmolekül eingehen und dieses besonderen Stoffwechselorten (z. B. der Leber) zuführen oder Partialwirkungen des Insulinmoleküls hemmen bzw. fördern.

Inzwischen überblicken wir eine Zeitspanne von gut sechs Jahren, in welchen wir die Harnstoffderivate klinisch anwenden, und wir können zu der Frage Stellung nehmen, inwieweit schädliche Folgen einer Daueranwendung aufgetreten sind bzw. wie es mit dem Problem der Spätversager bestellt ist. Klinisch ist es so, daß es laufend zu Versagern der Harnstofftherapie kommt, wobei ein gewisses Maximum nach etwa drei Jahren eintritt.

Zur Analysierung der Spätversager:

Später nicht mehr mit Harnstoffderivaten kompensierbare Fälle hatten bei der Ersteinstellung eine höhere mittlere Tagesglykämie und eine höhere mittlere Tagesglykosurie als noch später erfolgreiche (Abb. 24).

Durchgehend finden wir eine negative Beziehung zwischen auf die Dauer erfolgreicher Einstellbarkeit auf Harnstoffderivate und mittlerem Tagesblutzucker bei der Ersteinstellung (Abb. 25). Aus diesen Feststellungen läßt sich schließen, daß der auf längere Sicht erfolgreich mit BZ 55 oder D 860 zu behandelnde Patient gleich gute Stoffwechselcharakteristika aufweisen muß (annähernd Normoglykämie und

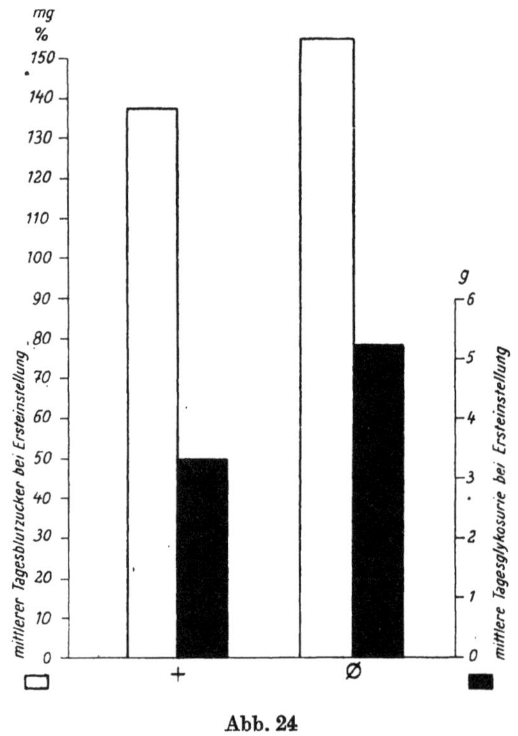

Abb. 24

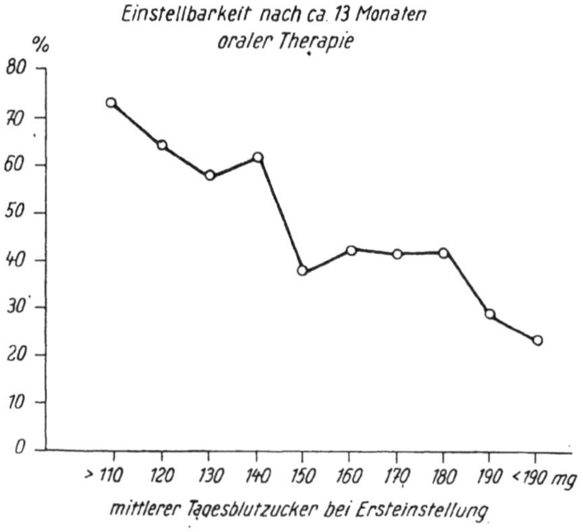

Abb. 25

Aglykosurie) wie der allein diätetisch geführte. Sonst kommt es zur fortschreitenden Dekompensation. Dies ist ein wichtiger Unterschied gegenüber insulinbehandelten Patienten, welche bekanntlich bei mittlerer Hyperglykämie und gewisser Restglykosurie meist ohne ansteigenden Insulinbedarf auf die Dauer führbar sind.

Wir sind oben auf die Erfolge der Ersteinstellung in bezug auf die vorherige Anwendung von Fremdinsulin eingegangen. Bei den Dauererfolgen findet man das gleiche bestätigt. Die Dauererfolge sind häufiger bei Patienten, welche vorher kein Fremdinsulin benötigten (Abb. 26), bzw. welche nur einen geringen Insulinbedarf hatten (Abb. 27).

Wir überblicken jetzt etwa 6000 Fälle von über längere Zeit mit oralen Antidiabeticis behandelten Patienten. Spätkomplikationen allergischer Art sind möglich, jedoch eine Rarität. Einen besonders ungünstigen Verlauf diabetischer Komplikationen seitens der kleinsten oder

der großen Gefäße sahen wir nicht. Bei Patienten, welche wegen Stoffwechseldekompensation insuliniert werden mußten, resultierte durchschnittlich der gleiche oder nur ein geringfügig gegenüber der Vorperiode erhöhter Fremdinsulinbedarf. Das Versagen muß also im wesentlichen auf einen Zuwachs des absoluten bzw. eine Verminderung des relativen Insulindefizits zurückgeführt werden. Zu diesem Ergebnis kam auch Bibergeil unlängst in einer klinischen Studie. Von einer generellen Erschöpfung des Inselorgans kann nach unseren Erfahrungen keine Rede sein. Nur ausnahmsweise war nach Absetzen der Harnstoffderivate eine deutlich erhöhte Insulindosis notwendig. Wie bereits erwähnt, liegt die kritische Grenze des Versagens der oralen Therapie bei unseren Patienten etwa nach drei Jahren. Bibergeil, der unser Material im einzelnen auswertete, kam zu dem Ergebnis, daß nach der entsprechenden Zeit etwa 60% der Patienten auf Insulin um- bzw. erstmalig eingestellt werden mußten. Diese relativ hohe Quote hängt zum Teil auch damit zusammen, daß wir jetzt auf Grund unserer Erfahrungen (z. B. Abb. 24 und 25) in keinem Fall auch nur mittlere Blutzuckererhöhungen bzw. Harnzuckerausscheidungen mehr konzidieren.

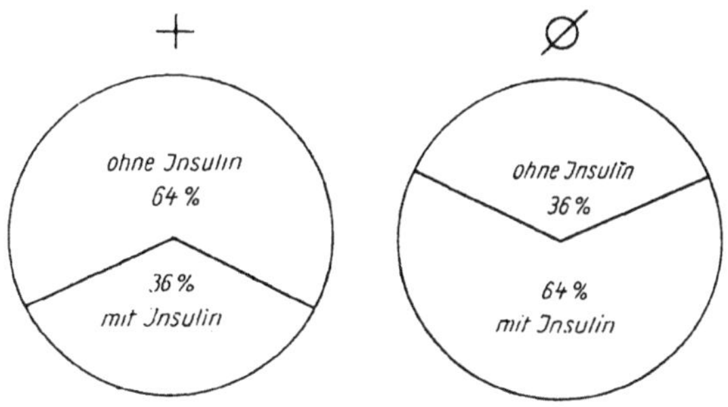

Abb. 26

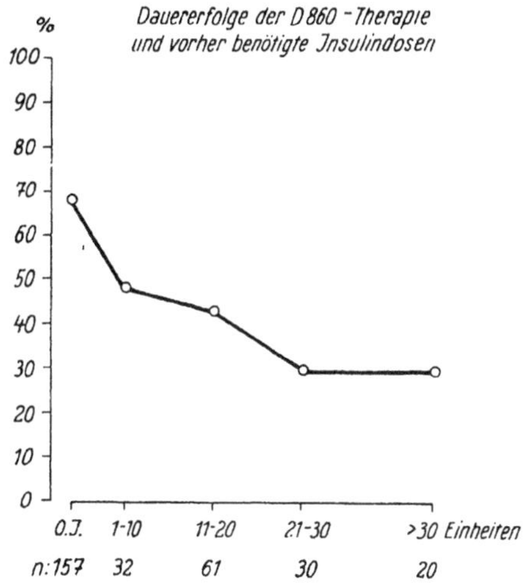

Abb. 27

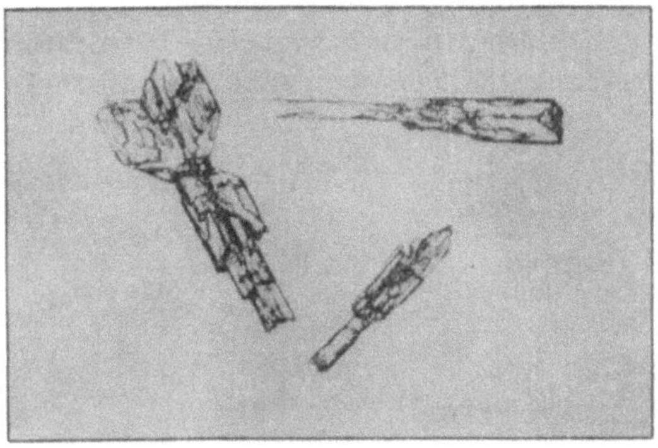
Abb. 28

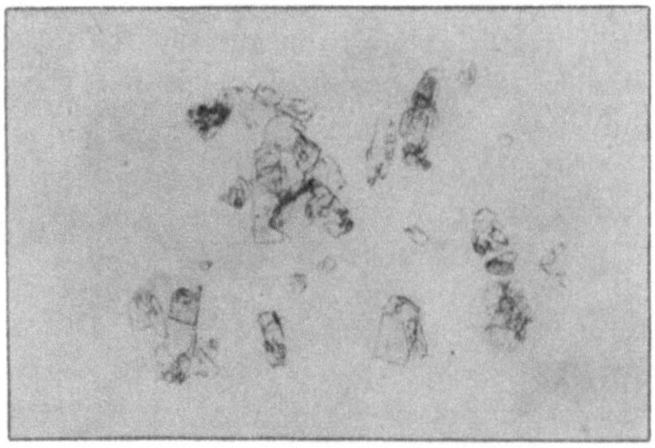
Abb. 29

Ein Schlußwort über die Ausscheidung der Harnstoffderivate. Etwa 50% des BZ 55 werden, vorwiegend acetyliert, über die Nieren ausgeschieden. Die Acetylierungs- bzw. Ausscheidungsgeschwindigkeit variiert von Mensch zu Mensch. Sie ist ohnehin relativ langsam, so daß in der Regel eine Erhaltungsdosis von 0,5 g pro Tag genügt, um einen effektiven Blutspiegel von 7 bis 10 mg-% aufrechtzuerhalten.

Demgegenüber geht der Abbau und die Ausscheidung von D 860 schneller, wobei sich keine individuellen Schwankungen nachweisen lassen. Abb. 28 zeigt die Kristalle von D 860 und Abb. 29 die des von uns entdeckten Ausscheidungsproduktes, der dazugehörigen Carbonsäure. Die Oxydation von D 860 geschieht im wesentlichen in der Leber, zum kleineren Teil auch in der Niere. Die Carbonsäure sowie das im strömenden Blut nachweisbare Zwischenprodukt besitzen keine blutzuckersenkende Eigenschaft mehr. Der gleiche Abbaumechanismus besteht bei Menschen, Kaninchen, Meerschweinchen und Ratten (Abb. 30). Nach unseren Untersuchungen scheiden der Hund und auch die Katze andere Abbauprodukte aus, nämlich den p-Toluol-Sulfonyl-Harnstoff und das p-Toluol-Sulfamid. So dürfte sich auch die gewisse Hepatotoxizität von D 860 beim Hund erklären, die wir ebenfalls fanden.

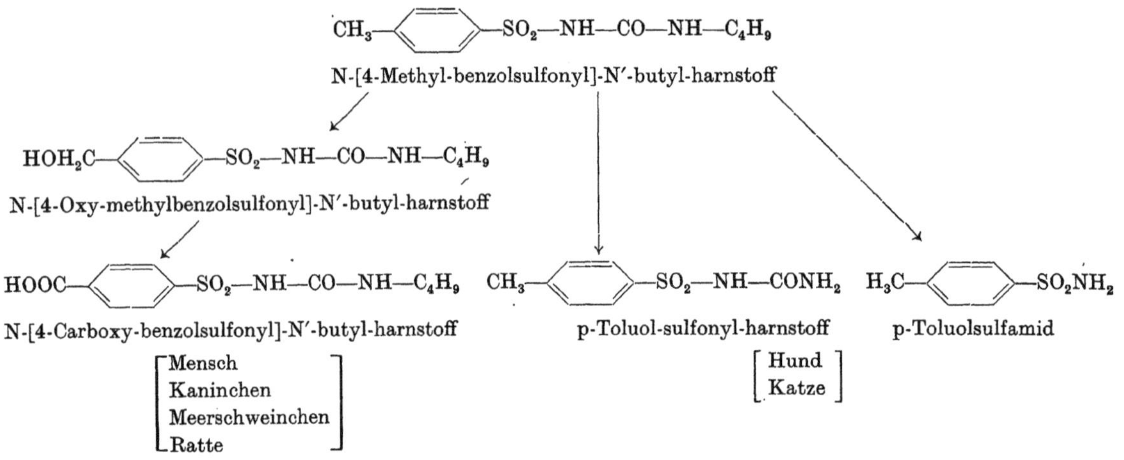

Abb. 30

Zusammengefaßt ergibt sich, daß trotz des noch nicht völlig geklärten Wirkungsmechanismus die blutzuckersenkenden Harnstoffderivate sich einen gewissen Platz in der Diabetestherapie erobert haben und auch ohne Gefahren in den indizierten Fällen angewandt werden können. Sehr wesentlich erscheint uns, daß die Untersuchungen mit diesen Präparaten eine Befruchtung und Erweiterung unserer Kenntnisse von der diabetischen Kohlenhydrat-Stoffwechselstörung brachten.

Literatur

Creutzfeld, W., u. D. Söling: Ergebn. inn. Med. Kinderheilk. **15**, 1 (1960).

Haller, H., u. St. E. Strauzenberg: Perorale Diabetestherapie, Leipzig 1959.

Arzneimittel-Forsch. **6**, 388, 389, 391 (1956); Dtsch. Gesundh.-Wes. **11**, 1293 (1956); Dtsch. med. Wschr. **81**, 826, 835, 887, 891, 900, 902 (1956); Folia clin. int. **6**, Nr. 11 (1956); Naturwissenschaften **43**, 449, 474 (1956); Dtsch. med. Wschr. **82**, 1514, 1524, 1526, 1542, 1556, 1576, 1579, 1580, 1585 (1957); Klin. Wschr. **35**, 845 (1957); Rev. ibér. Endocr. **4**, 295 (1957); Arzneimittel-Forsch. **8**, 475 (1958); Dtsch. med. Wschr. **83**, 1261 (1958); Naturwissenschaften **45**, 13, 292 (1958); Hoppe-Seylers Z. physiol. Chem. **316**, 157 (1959); Schriftenreihe der ärztl. Fortbildung 8, 136 (1959).

Houssay, B. A., u. a.: N. Y. Acad. Sci. **71**, 12 (1957).

Bibergeil, H.: Med. Klin. **56**, 1786 (1961).

Aus dem Institut für Diabetes — Forschung und Behandlung — „Gerhardt Katsch“, Karlsburg, Krs. Greifswald
Direktor: Prof. Dr. med. G. Mohnike

Zur peroralen Behandlung des Diabetes mellitus mit Guanidin-Derivaten[1]

von Hans-Georg Lippmann

Unsere Kenntnis von der Blutzuckerwirksamkeit der Guanidingruppe reicht bis in das zweite Jahrzehnt dieses Jahrhunderts zurück. Bereits 1918, also einige Jahre vor Beginn der Insulin-Ära, war die hypoglykämisierende Wirkung des Guanidins am Kaninchen erwiesen (C. K. Watanabe). Von da aus spannt sich ein weiter Bogen der Forschungsarbeit bis zur Entwicklung des Synthalin (E. Frank, M. Nothmann u. A. Wagner). Wie bekannt, war der Versuch, dieses Guanidinderivat in die Therapie des Diabetes mellitus einzuführen, vor mehr als 30 Jahren gescheitert. Erst im vergangenen Jahrzehnt wurde die Aufmerksamkeit auf eine bestimmte Gruppe von Guanidinderivaten — die Biguanide — gelenkt, als in den USA das Phenyläthylbiguanid unter der Bezeichnung DBI als perorales Antidiabeticum Eingang in die Klinik fand (G. Ungar, L. Freedman and S. L. Shapiro).

Ausgehend von der Grundverbindung, dem Iminoharnstoff, haben alle Untersuchungen über Konstitution und Wirkung, die bis auf E. Frank zurückgehen, ergeben, daß die Voraussetzung für eine hypoglykämisierende Wirkung ein freier Guanidinrest ist, der nur an einem Stickstoff substituiert sein darf:

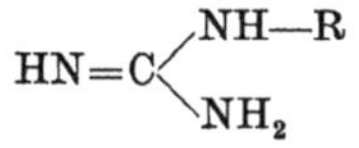

Die wirksamen Guanidinderivate gliedern sich in drei Gruppen (Abb. 1):

1. Monoguanidine
2. Diguanidine
3. Biguanide

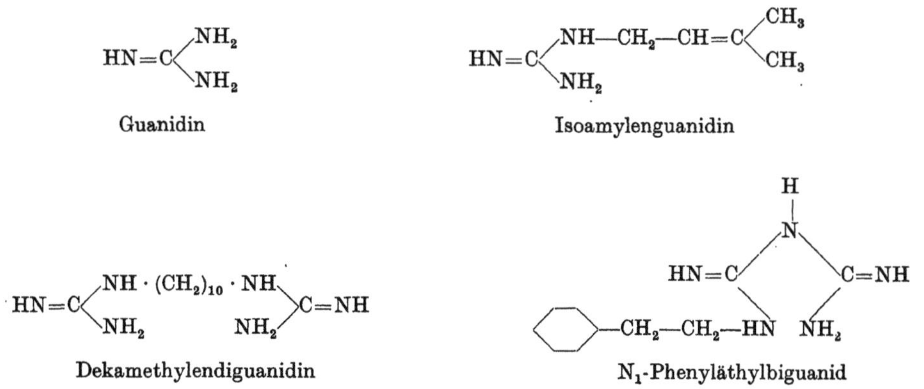

Abb. 1. Guanidin und die Prototypen seiner hypoglykämisch wirksamen Derivate: Galegin (Monoguanidin), Synthalin A (Diguanidin), DBI (Biguanid)

[1] Vortrag vor der Klasse für Medizin der Deutschen Akademie der Wissenschaften zu Berlin am 1. März 1962.

Die ersten beiden Gruppen sind heute ohne jede praktische Bedeutung, dagegen ist die Biguanidgruppe seit der Einführung des DBI in die Diabetestherapie 1957 Gegenstand sorgfältiger Forschungsarbeit geblieben. Zu den wichtigsten Verbindungen, die den Weg in die Klinik gefunden haben, zählen neben dem genannten DBI der Butyl-Substituent, der unter der Bezeichnung W 37 bzw. Silubin in der Bundesrepublik, in der DDR als Versuchspräparat H 224 produziert, sowie der Dimethylsubstituent, der als Glucophage von Frankreich in den Handel gebracht wird.

Neben der systematischen Erforschung von Zusammenhängen zwischen Struktur des Moleküls und hypoglykämisierender Wirksamkeit, auf die näher einzugehen hier verzichtet werden soll, war es das Anliegen einer Vielzahl von Arbeiten der letzten Jahre, neben der toxikologischen Klärung vor allem Einzelheiten des Wirkungsmechanismus aufzufinden, wobei als Kardinalproblem auch hier die Frage stand, ob die Biguanid-Hypoglykämie unmittelbar oder aber über eine Beeinflussung der Insulinwirksamkeit zustande kommt.

Bei der pharmakologischen Testung der Präparate im Tierversuch fiel zunächst auf, daß die einzelnen Species eine außerordentlich verschiedene Empfindlichkeit zeigten (UNGAR, FREEDMAN and SHAPIRO). Wir konnten das in eigenen Versuchen der letzten Monate bei der Prüfung von H 224 erweisen (Abb. 2). Die Ratte reagiert also beispielsweise auf die gleiche Dosis unter sonst gleichen Bedingungen mit einem hypoglykämischen Schock, der in der Regel tödlich endet, während das Kaninchen sogar eine stark hyperglykämische Reaktion zeigt. Damit ist bereits ein erster Hinweis auf den mehrgestaltigen Charakter der Biguanidwirkung gegeben. Schon Voruntersucher (G. A. CLARK; H. D. SÖLING und W. CREUTZFELD) sprachen die Vermutung aus, daß die Guanidinhyperglykämie möglicherweise über eine Reizung des adrenergischen Systems zustande kommen könnte. Neben der durch die Adrenalinausschüttung bewirkten Glykogenolyse bietet sich als weitere Denkmöglichkeit die Mobilisierung von Glukagon sowie das Ingangsetzen weiterer hyperglykämisierender Mechanismen an, und wir sind dabei, dieses interessante Teilgebiet der Biguanidpharmakologie näher zu untersuchen. Aus ersten Versuchen mit Dihydroergotamin und Ganglienblockern (bis-Äthyldimethyläthyl-ammoniumchlorid-methylamin) sei ein typischer Verlauf demonstriert (Abb. 3). Dieser biphasische Wirkungsverlauf beim Kaninchen läßt also über die hypoglykämisierende, hier relativ spät wirksam werdende Komponente hinaus auf eine zweite, toxische Komponente schließen. In der Tat liegen bei fast allen Species die effektiven Dosen nahe bei den toxischen, was die praktisch-therapeutische Einsatzfähigkeit von vornherein stark einzuschränken scheint. Wir konnten das ganz besonders deutlich am Hund beobachten, der auf 8 mg H 224 pro kg Körpergewicht intravenös mit einer eindeutigen Blutzuckersenkung um fast 50% antwortet und bereits bei Verdoppelung der Dosis an Atemlähmung bei relativ hohen Blutzuckerwerten stirbt. Neben der Erarbeitung von Dosis-Wirkungs-Beziehungen für die verschiedenen Tierspecies mit H 224 (Abb. 4) haben wir mit experimentellen Arbeiten zur Aufklärung des Wirkungsmechanismus begonnen. Es ist bekannt (Literatur siehe bei W. CREUTZFELD und H. D. SÖLING), daß die Biguanide in gleicher Weise wie Insulin die Glukoseaufnahme des isolierten Muskels erhöhen, jedoch wird die Glukose nicht als Glykogen gespeichert. Damit ist bereits ein entscheidender Unterschied zum Wirkungsmechanismus des Insulins gegeben. Einen weiteren Hinweis auf den

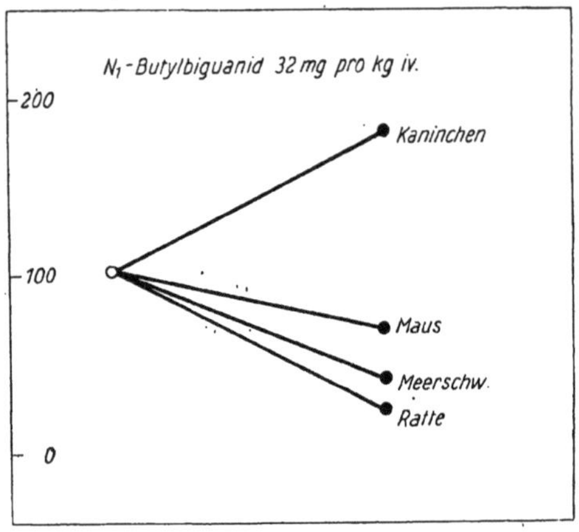

Abb. 2. Beeinflussung des Nüchternblutzuckers verschiedener Tierspezies durch intravenöse Injektion von 32 mg H 224 pro kg Körpergewicht
Ordinate: Blutglukose in relativen Einheiten, 60 min post injectionem

offenbar nichtinsulinähnlichen Wirkungsmechanismus der Biguanide konnten wir selbst am Kaninchen finden (Abb. 5).

Der Einfluß der Biguanide auf den oxydativen Stoffwechsel ist noch nicht endgültig geklärt. Die Hypothese, daß es unter Biguanid zu einer Hemmung der Substratoxydation und einer Steigerung der anaeroben Glykolyse kommt (J. TYBERGHEIN and R. H. WILLIAMS), ist wohl kaum mehr haltbar; zwar gelingt es in Abhängigkeit von der DBI-Konzentration, in vitro eine Abnahme des Sauerstoffverbrauches zu messen und fast jede einzelne Stufe des Zitronensäurezyklus zu hemmen (G. UNGAR 1959), doch sind dazu unphysiologisch hohe Dosen erforderlich, so daß damit kaum ein Hinweis auf den Wirkungsmechanismus der Blutzuckersenkung durch Biguanide gegeben ist. Es sei hier auf die weitere Darstellung von Einzelheiten dieser Art verzichtet; zusammenfassend läßt sich feststellen, daß, obwohl bereits eine Fülle von Befunden zusammengetragen worden ist, der Angriffspunkt der Biguanide im Utilisierungsprozeß der Blutglukose noch völlig unklar bleibt. Wir dürfen hoffen, durch geplante Versuchsreihen

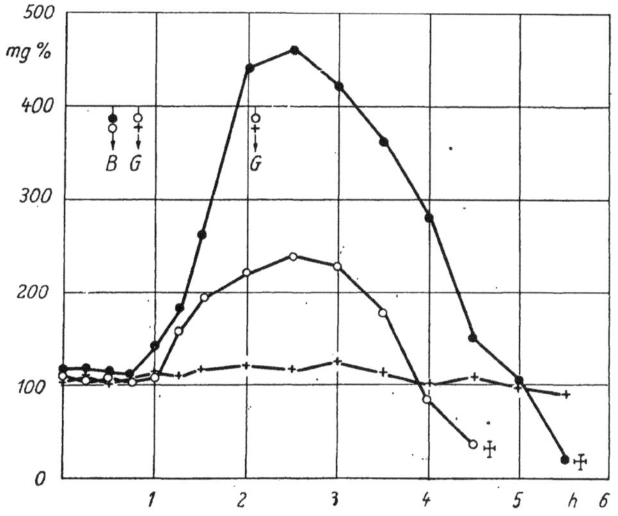

Abb. 3.
Beeinflussung der Biguanid-Hyperglykämie des Kaninchens durch bis-Äthyldimethyläthylammoniumchloridmethylamin (G)

Ordinate: Blutglukose in mg-%. *B* = Injektion von 128 mg H 224 pro kg Körpergewicht sc. *G* = Injektion von 4 mg G pro kg Körpergewicht im. 3 Kollektive zu je 3 Tieren: •—• H 224, + — + G, o — o H 224 + G

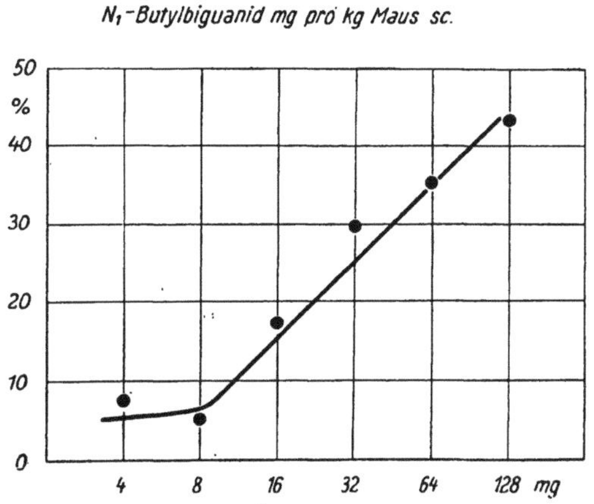

Abb. 4. Beeinflussung des Nüchternblutzuckers der Maus (14 h Nahrungskarenz) durch H 224

Ordinate: Senkung des Nüchternblutzuckers um Prozent, Abszisse: mg H 224 pro kg Maus sc.

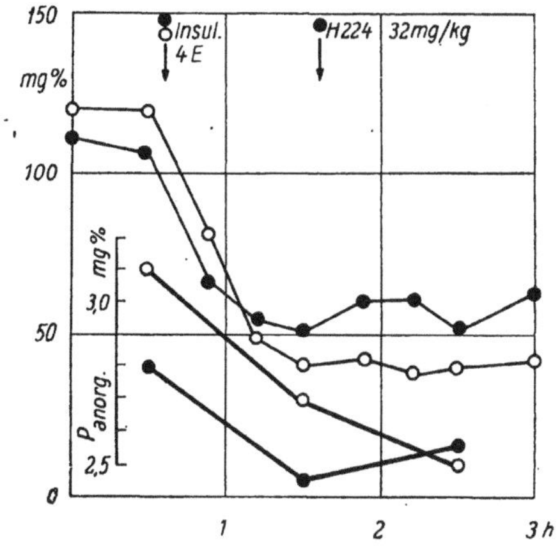

Abb. 5. Verhalten des anorganischen Phosphats im Serum des Kaninchens nach intravenöser Belastung mit Insulin und H 224

Ordinaten: Blutglukose in mg-%, anorganisches Phosphat in mg-%. o — o Insulin-Tiere, •—• Insulin-Biguanid-Tiere

über die Frage der Membranwirksamkeit einerseits und das Problem der Beeinflussung der Hexokinasereaktion andererseits zur weiteren Aufklärung der Biguanidwirkung beitragen zu können.

Bei der Übertragung der aus dem Tierexperiment gewonnenen Erkenntnisse auf den Menschen bestehen bei den Biguaniden ganz besonders große Schwierigkeiten: einmal wirkt DBI im

Gegensatz zum Tierversuch nicht beim stoffwechselgesunden Menschen, sondern nur beim Diabetiker hypoglykämisierend, zum anderen liegen die im Tierversuch verwendeten Dosen wesentlich über den in der Therapie des Diabetes üblichen und vom Menschen tolerierten, so daß es aussichtslos erscheint, aus den besprochenen Befunden auf den Mechanismus der Blutzuckersenkung beim Menschen schließen zu wollen. Untersuchungen am pankreatektomierten Menschen lassen den Schluß zu, daß Biguanide keinen dem Insulin vergleichbaren Effekt auf den Stoffwechsel zeigen. In Übereinstimmung damit stehen Befunde, die keine insulinähnlichen Veränderungen der Serumspiegel für Phosphor und Calcium durch Biguanid erkennen lassen (W. D. ODELL, D. C. TANNER a. o.). Parallelversuche am Menschen zu den Untersuchungen in vitro oder am Ganztier sind relativ wenig unternommen worden und zeigen nicht eindeutige Resultate.

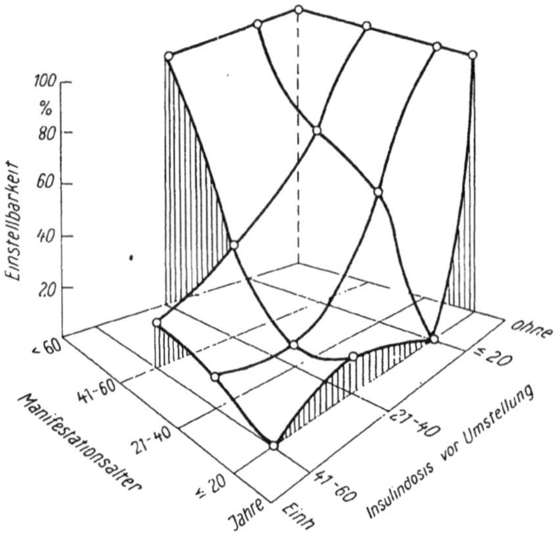

Abb. 6. Einstellbarkeit von Diabetikern auf DBI-Medikation (in %) in Beziehung zum Manifestationsalter des Diabetes (in Jahren) und zum Insulinbedarf (in Einheiten). Nach SCHILLING (1959)

Der erfolgreiche klinische Einsatz der Biguanide ist an bestimmte Voraussetzungen gebunden. Die Einstellbarkeit des Diabetes auf eine alleinige Biguanidtherapie in Abhängigkeit von der Insulindosis und dem Manifestationsalter ist in der Abb. 6 dargestellt (I. SCHILLING). Je größer die notwendige Insulinmenge der Voreinstellung war, um so weniger ist eine Biguanidtherapie erfolgreich, und die Chance des Gelingens der Therapie steigt mit zunehmendem Manifestationsalter. Gewisse Parallelen zur Therapie mit Sulfonylharnstoffderivaten sind also ohne weiteres erkennbar.

Für eine erfolgversprechende Therapie mit Biguaniden gibt es heute wohl nur noch zwei Indikationen:

1. den stabilen Altersdiabetes, bei dem der therapeutische Effekt dem der Sulfonylharnstoffe entspricht,

2. den labilen jugendlichen Diabetes („brittle diabetes"), bei dem es ohne eine wesentliche Einsparung von exogenem Insulin zu einer Glättung der oftmals großen Stoffwechselschwankungen kommt.

Das therapeutische Risiko bei der Anwendung der Biguanide besteht darin, daß, da die Biguanidwirkung an das Vorhandensein von endogenem oder exogenem Insulin gebunden ist (L. P. KRALL, D. WHITE and R. F. BRADLEY), eine Insulinminderung während der Biguanideinstellung vor allem beim Insulinmangeldiabetes in kurzer Zeit zur Stoffwechseldekompensation führen kann. Es kommt zu einer zunehmenden intrazellulären Verarmung an Kohlenhydraten und einer deshalb notwendigerweise auftretenden Ketose bei Normoglykämie, die potenziert wird durch eine acidosefördernde Eigenwirkung der Biguanide. Eine weitere Gefahr der Biguanidanwendung liegt in dem häufigen Auftreten von Unverträglichkeitserscheinungen. Dabei stehen im Vordergrund Beschwerden von seiten des Gastrointestinaltraktes, die offenbar zentraltoxischer Genese zu sein scheinen und kontinuierlich in eine schwere Stoffwechseldekompensation übergehen können. Bisher durchgeführte Untersuchungen über chronisch-toxische Organschäden haben an Leber, Nieren und hämatopoetischem System keine nachweisbaren Veränderungen durch Biguanidmedikation erkennen lassen.

Die erheblichen Erwartungen, die mit der Einführung des DBI als perorales Antidiabeticum an die Guanidinderivate geknüpft wurden, sind also bisher leider nur zu einem sehr geringen

Teil erfüllt worden. Auf Grund unserer bisherigen Kenntnisse hinsichtlich der experimentellen Grundlagen des Biguanidmechanismus und der praktisch-klinischen Erfahrungen stellen die Biguanide offenbar keinen wesentlichen Fortschritt in der Therapie des Diabetes mellitus dar, und es bleibt abzuwarten, ob sich die Biguanide im Gegensatz zu den Diguanidinen für die Dauer auf dem ohnehin schon eng umrissenen Indikationsgebiet innerhalb der peroralen Diabetestherapie durchsetzen können.

Dagegen wird die Erforschung des Wirkungsmechanismus der Biguanide besonders im Vergleich und im Zusammenhang mit dem der Sulfonylharnstoffe und des Insulins für die weitere geistige Durchdringung der Probleme des diabetischen Stoffwechsels sicher nicht ohne Bedeutung sein.

Die ausführliche Publikation der hier nur kurz skizzierten eigenen tierexperimentellen Befunde ist in Vorbereitung.

Literatur

CLARK, G. A.: J. Physiol. **38**, 294 (1923/24).
CREUTZFELD, W., und H. D. SÖLING: Erg. inn. Med. **15**, 1 (1960).
FRANK, E., M. NOTHMANN und A. WAGNER: Klin. Wschr. 1926, 2100.
KRALL, L. P., D. WHITE and R. F. BRADLEY: Diabetes **7**, 468 (1958).
ODELL, W. D., D. C. TANNER a. o.: Arch. intern. Med. **102**, 520 (1958).
SCHILLING, I.: Z. ges. inn. Med. **14**, 705 (1959).
SÖLING, H. D., und W. CREUTZFELD: in F. Bertram und G. Michael, Intern. Biguanid-Symposium. Stuttgart: Georg Thieme 1960.
TYBERGHEIN, J., and R. H. WILLIAMS: Clin. Res. Proc. **4**, 124 (1956).
UNGAR, G., L. FREEDMAN, and S. L. SHAPIRO: Proc. Soc. exper. Biol. (N. Y.) **95**, 190 (1957).
UNGAR, G.: Vortrag DBI-Symposium Houston (Texas) 1959.
WATANABE, C. K.: J. biol. Chem. **33**, 253 (1918).

Bei Fragen zur Produktsicherheit wenden Sie sich bitte an:
If you have any questions regarding product safety,
please contact:

Walter de Gruyter GmbH
Genthiner Straße 13
10785 Berlin
productsafety@degruyterbrill.com